AF299404

# OPUSCULE HISTORIQUE

DU SYSTÈME

## ÉPIDERMOÏDO-PILEUX ONGUICULÉ

ET

SES MALADIES,

## PAR M. P. LAURENT,

CHIMISTE BREVETÉ DE S. M. LE ROI DES FRANÇAIS, ETC., ETC.

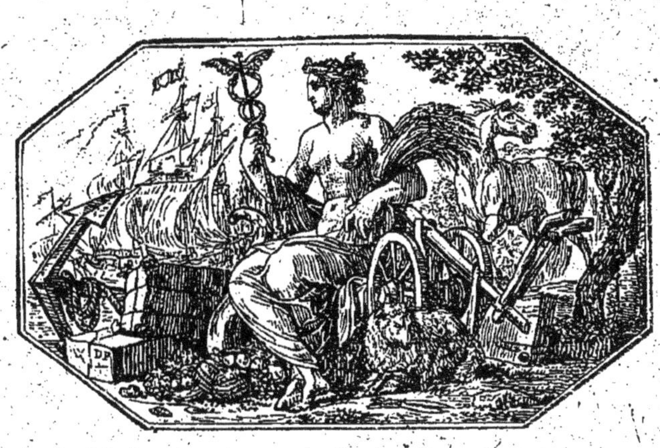

**PARIS,**

IMPRIMERIE LANGE LÉVY ET COMP<sup>e</sup>, RUE DU CROISSANT, 16.

1839.

# OPUSCULE HISTORIQUE

## du système

## ÉPIDERMOIDO-PILEUX-ONGUICULÉ

### ET

### SES MALADIES

## Por M. P. Laurent,

CHIMISTE BREVETÉ DE S. M. LE ROI DES FRANÇAIS,
CHIRURGIEN DES FACULTÉS DE MÉDECINE DE FRANCE
ET DE FRIBOURG, ANCIEN AIDE-CLINIQUE DES HOPITAUX DE LYON,
MEMBRE DE PLUSIEURS SOCIÉTÉS DE BIENFAISANCE,
MÉDECIN PÉDICURE DE PARIS,
S'OCCUPANT SPÉCIALEMENT DES ALTÉRATIONS DE L'ÉPIDERME.

D'après sa méthode, ce chirurgien enlève les cors jusqu'à la racine, quelle qu'en soit l'ancienneté, seul moyen d'empêcher à jamais leur reproduction, et regarde comme absolument indispensable à la réussite, que les personnes ne ressentent pas la moindre douleur. Divers procédés opératoires ont été préconisés comme spécifiques dans ces affections, et jusqu'à ce jour tous ont échoué contre un mal sans cesse renaissant : car il est démontré que la section de la superficie des tubercules épidermiques, loin de guérir, favorise le développement des racines et cause par suite des souffrances intolérables.

---

### La peau est l'enveloppe générale du corps.

Du tissu cellulaire, des vaisseaux sanguins nombreux, des nerfs, des exhalans, des absorbans lymphatiques et veineux, des follicules sébacés secrétant une humeur huileuse, des bulbes d'où naissent les poils et une matière inorganique qui recouvre toutes ces parties; tels sont les nombreux élémens qui entrent dans la structure du corps. Toutes ces parties sont disposées par couches ainsi qu'il suit :

L'*épiderme*, formant la couche la plus superficielle; le *derme*, espèce de tissu cellulaire condensé, servant à loger dans ses aréoles toutes les autres parties qui composent l'organe: *les papilles*, dont la texture est vasculaire et nerveuse; *l'épiderme des papilles, la couche colorée*, formée par un réseau capillaire, contenant la matière à laquelle la peau doit sa couleur, et qui est secrétée par les papilles ; enfin la couche cornée.

Siége du tact et du toucher, le tissu cutané transmet au cerveau toutes les impressions qu'il reçoit, même les plus fugaces, et avec plus de fidélité peut-être qu'aucun autre organe. La présence de l'épiderme préserve la peau de ses nombreuses irritations, en modérant l'impression des agens extérieurs. Il est placé à la surface libre des membranes muqueuses et cutanées, mais surtout à la surface de celle-ci ; cette membrane albumineuse ne se nourrit pas par elle-même : elle doit son existence et son entretien à la portion de la membrane sur laquelle elle repose immédiatement. Elle est formée, couche par couche, à mesure que, par le frottement ou toute autre circonstance mécanique, la partie extérieure de son épaisseur ou sa totalité est détruite ou enlevée : car l'épiderme n'étant pas un corps permanent, la partie existant aujourd'hui ne sera plus dans quelques jours, parce que les couches superficielles sont usées sans interruption, et font place aux couches plus profondes, qui elles-mêmes sont ensuite remplacées par de nouvelles.

Cette succession perpétuelle est le produit d'un travail organique : le tissu, ou *réseau vasculaire* de la peau, étendu avec le corps capillaire à toute la surface externe du derme, forme un organe sécréteur ; il exhale à sa surface un produit albumineux demi liquide, d'une ténuité extrême, formant une couche intermédiaire à l'épiderme et au *réseau vasculaire*. Sa partie externe se concrète à mesure en membrane, et constitue successivement les couches profondes de l'épiderme. Cette sécrétion se fait par un travail constant et non interrompu, de façon que les couches nouvelles s'ajoutent sans cesse aux couches anciennes, et les pousse de plus en plus en dehors. Cette accumulation progressive donnerait bientôt lieu à une épaisseur considérable de l'épiderme et le rendrait ainsi nuisible de plusieurs manières, si la nature n'y avait pas pourvu en le faisant user par le frottement perpétuel des agens physiques au milieu desquels nous nous trouvons, et, à défaut de cette usure, par une *desquamation* continuelle ; de sorte que l'épiderme n'acquiert ordinairement que son épaisseur naturelle.

Ce n'est qu'à l'abri de l'air que la sécrétion de l'épiderme s'organise en membrane ; l'observation nous en fournit tous les jours des preuves incontestables. En effet, c'est toujours sous l'épiderme déjà formé que le corps muqueux se concrète ; et lorsque, par un agent quelconque, l'épiderme a été enlevé et le *réseau vasculaire* mis à nu, jamais la couche *épidermoïde* ne se forme d'emblée : toujours il se fait une exhalation albumineuse plus ou moins abondante, qui coule sous la forme de sérosité ou de pus ; et lorsque l'irritation est calmée ou ramenée à un type plus normal, il se forme une couche inorganisée qui prend le nom de *croûte*, et sous laquelle

elle secrète et organise, à l'abri de l'air, la première couche de l'épiderme. Alors seulement la *croûte* se détache, car si on l'enlevait trop tôt, il s'en formerait une nouvelle, pour protéger le travail de l'*épidermose* jusqu'à son achèvement complet.

Ainsi, les médecins qui ont dit que l'épiderme était de l'albumine durcie par le contact de l'air sont dans l'erreur, puisqu'il faut que le travail s'en opère à l'abri de ce contact, et que la matière qui doit le produire ne s'organise jamais en épiderme tant qu'elle y reste exposée.

Il est si vrai que c'est le *réseau vasculaire* qui est l'organe sécréteur de la matière de cette membrane, que lorsqu'il est détruit, il ne se forme plus d'épiderme, jusqu'à ce que, par le travail de la suppuration, la surface de la plaie soit couverte de bourgeons charnus, que recouvre une légère *membrane vasculaire* qui vient remplacer celle qui a été détruite et sécrétée après un certain temps.

Jamais l'épiderme ne sera formé d'emblée sur une plaie récente avec déperdition de substances. Il prend une consistance plus grande à la surface des parties qui sont exposées à un plus grand frottement, ou à une plus forte pression, comme on le voit à la plante des pieds, à la paume des mains et aux genoux. Cette circonstance paraît d'abord contradictoire, puisqu'un frottement plus actif, en usant plus vite cette couche, devrait l'amincir davantage. Mais il faut faire attention que la nature, toujours prévoyante, a disposé les choses de manière à ce que l'épiderme fût en rapport avec le besoin des parties, à mesure qu'il a dû y avoir une augmentation d'action de l'organe sécréteur, et une épaisseur plus grande de l'épiderme. Cela est si vrai, que l'on peut à volonté faire augmenter le travail de l'*épidermose* dans la partie du corps que l'on veut, au moyen d'une expérience bien facile.

Mettez entre les mains d'un petit maître un outil de jardinier un peu lourd, et qu'il s'en serve pendant un quart d'heure; examinez ses mains et vous verrez que les parties qui ont été soumises à la pression de l'instrument sont plus rouges, parce qu'elles ont été excitées par cette pression, et que les *vaisseaux capillaires*, en y faisant affluer le sang en plus grande quantité, fournissent des matériaux plus nombreux à la sécrétion.

Renouvelez l'expérience pendant quelques jours, et alors comparez l'état de l'épiderme avec ce qu'il était auparavant, vous verrez combien il aura augmenté d'épaisseur. Comparez encore les genoux d'une personne souvent en prières avec ceux d'une personne qui s'agenouille rarement, et vous verrez combien l'épaisseur de l'épiderme sera plus considérable chez l'une que chez l'autre.

Une pression trop forte excite l'action plus grande de l'organe sécréteur ; une sécrétion plus abondante a lieu, et comme l'usure ne suffit pas pour en détruire à mesure l'excédant, des couches nouvelles, successivement accumulées dans le point comprimé, constituent le cors. La viciation de l'organe sécréteur l'entretient et en prolonge la durée. Cependant il ne faut pas en conclure que la pression soit partout la cause nécessaire et unique de l'épaississement plus considérable de l'épiderme. Dans différentes parties du corps il se trouve naturellement plus épais ou plus mince.

La raison de cette différence vient de la destination spéciale de chaque partie ; il fallait plus d'épaisseur à l'une, et plus de finesse et de délicatesse à l'autre.

Les usages de l'épiderme sont parfaitement connus : cette couche, presque *inorganique*, est placée sur les limites de la vie, pour protéger les tissus sous-jacens contre l'impression douloureuse et nuisible qu'il recevrait du contact de l'air et de tous les autres corps physiques. On peut s'en convaincre aisément ; pour cela, l'on n'a qu'à excorier les tégumens de leur épiderme : ils seront alors douloureusement affectés par le simple contact de l'atmosphère ; et, dans cet état, ils cessent de remplir leurs fonctions, jusqu'à ce qu'un travail nouveau ait reproduit leur membrane protectrice. La disposition de cette couche est si artistement faite, que tout en protégeant, elle se prête à toutes les fonctions des organes qu'elle recouvre. Assez mince pour ne gêner en rien la perception des sensations, elle présente assez d'élasticité pour se prêter à toutes les distensions possibles de la peau et des *membranes muqueuses* : elle est percée d'une foule de pores pour laisser passer librement les produits des sécrétions et les matériaux de l'absorption. Enfin elle se replie dans tous les orifices qui viennent s'ouvrir à la surface de ces membranes, même à celles du système pileux.

L'usure, véritable *desquamation* habituelle de l'épiderme, a lieu sur les *membranes muqueuses* aussi bien que sur la peau ; cette desquamation, peu abondante chez les enfans, augmente chez les adultes pour remplir un usage sanitaire, et détacher du corps les saletés plus ou moins insalubres qui y sont attachées, et entretenir ainsi la peau dans une sorte de *propreté hygiénique* naturelle, lors même que les individus s'y soustraient par la négligence la plus coupable.

L'épiderme est un des tissus les moins vivans de notre économie, et n'a pour ainsi dire pas d'organisation vitale ; on peut le comparer à une couche de vernis étendue sur la peau ; aussi n'est-il susceptible que d'un petit nombre d'irritations obscures, n'occupant que le plus bas degré de l'échelle pathologique. Ces irritations sont nutritives ; on sent bien qu'un tissu qui n'a ni *vaisseaux sanguins*, ni *vaisseaux lymphatiques*, ni nerfs, n'est susceptible d'aucu. des autres modes d'irritation. Doué seulement de la faculté de s'accroître, son accroissement dépasse parfois l'état normal, sous l'influence de causes excitantes, et ce sont là toutes ses maladies : tels sont les *cors*, les *durillons*, les *verrues*, *boutons tuberculeux*, *dartres épidermoïdes*, dans lesquels ce tissu se détache en poussière ou s'épaissit, se fendille et se reproduit avec la plus grande rapidité, sans que le *derme* paraisse altéré, et que le malade éprouve la plus légère incommodité. Combien ne voit-on pas de *dartres douloureuses*, *vives*, *intenses*, ayant parfois des terminaisons fatales, commencer ainsi ?

## CORS.

J'ai dit que les cors consistaient dans l'épaississement morbide, local et circonscrit de l'épiderme ; ils occupent ordinairement la face supérieure des orteils ou leur partie latérale, et quelquefois la plante des pieds, sous les extrémités antérieures des os du *métatarse*. Le petit orteil est celui qui en est le plus fréquemment atteint, les cors des faces latérales des orteils sont ordinairement situés vis-à-vis des saillies que présentent les articulations des phalanges. La pression ou les frottemens opérés par des chaussures trop étroites ou trop larges, des plis ou des inégalités que présentent les bas, les localités humides exigeant l'emploi d'une forte chaussure, les pays où les chemins sont couverts de pierres, le pavé des grandes villes, les marches forcées, la danse avec excès, en sont les causes les plus ordinaires.

Ils sont durs, calleux, aplatis et formés par des couches d'épiderme superposées, présentant à leur centre une portion plus dure, d'aspect cornée demi transparente, traversant la première couche comme un clou que la pression fait pénétrer davantage, de jour en jour, dans l'épaisseur du *derme*, qui s'enfonce quelquefois jusque sur les tendons, les capsules articulaires qu'ils désorganisent, et même les os dont il détermine parfois la carie. Souvent aussi, agissant comme corps étranger, ce cor détermine sur l'endroit où il siège une inflammation éliminatoire, et le pus, formé dans les parties entièrement composées de ligamens et d'aponévroses, constitue des étranglemens excessivement douloureux, de véritables phlegmons ; ou bien, fusant le long des gaînes tendineuses, occasione des décollemens considérables, dont le moindre inconvénient est l'exfoliation des tendons ou de quelques lames osseuses. Dans les premiers temps de leur formation, les cors diffèrent peu du *durillon*, et ce n'est que lorsque le tubercule central commence à se former qu'ils prennent le nom et les caractères qui leur sont propres.

En général, ils ne deviennent douloureux qu'à cette époque, et c'est la compression qu'exerce le tubercule en s'enfonçant dans la peau et en se dilatant qui occasione les douleurs si vives accompagnant ordinairement cette maladie.

Cependant les cors causent quelquefois de la douleur sans être comprimés ; cela s'observe assez fréquemment pendant les fortes chaleurs, les grands froids, les grandes pluies, enfin dans tous les changemens de température.

## VERRUES.

On nomme verrues ou boutons tuberculeux (selon la forme), une troisième espèce de tubercules épidermiques, durs, calleux, et presque toujours insensibles, qui se développent dans toutes les parties du corps. Les causes n'en sont pas connues ; cependant il est certain que les *verrues* sont contagieuses par le sang provenant de leur section ; elles sont, à leur début, formées entièrement par l'épiderme épaissi, mais à mesure qu'elles se développent, elles envahissent le corps muqueux dans lequel elles envoient des prolongemens que l'on nomme racines. A l'extérieur, elles sont inégales et raboteuses, on les voit rarement pédiculer. Presque toujours elles sont à large base, et ne causent aucune douleur, mais elles gênent beaucoup, soit par leur volume ou leur situation, et rendent horriblement difformes les localités qu'elles occupent.

## OIGNON

L'oignon est une petite tumeur, ordinairement rouge, légèrement chaude et douloureuse au toucher, se développant le plus souvent au niveau de l'articulation du gros et quelquefois du petit orteil, avec leur métatarsien. Cette tumeur peut reconnaître diverses causes : tantôt elle est constituée par des écailles d'épiderme épaissies en forme de cône, et appuyant sur le corps muqueux de la peau, où elles déterminent une inflammation chronique, qui parfois passe à l'état aigu ; tantôt l'oignon est formé de petites granulations épidermoïques, dures, qui s'enfoncent dans les mailles de la peau.

Quelle que soit la cause qui ait produit l'oignon, lorsqu'il dure depuis un certain temps, la peau finit par s'ulcérer; l'inflammation peut faire des progrès rapides et développer des accidens plus ou moins graves, tels que la carie de l'os secamoïde ou des végétations osseuses qui réclament promptement un traitement rationel.

## PRODUCTIONS CORNÉES DE L'ÉPIDERME.

Cette altération se développe quelquefois d'une manière extraordinaire, tantôt par plaques et tantôt par excroissances. Ce développement anormal, qui ressemble à l'accroissement des minéraux, et que quelques auteurs ont même comparé à une cristallisation, diffère des cors et des verrues, qui sont de véritables hypertrophies. La différence est sans doute légère, mais elle est néanmoins suffisante pour justifier la séparation de ces maladies en deux classes.

La matière cornée n'est autre chose que l'épiderme épaissi, accru et durci; aussi ses irritations sont-elles sans douleurs : aucune n'est grave; et une ablation rationelle est le remède de la plupart d'entre elles.

Les productions cornées sont des prolongemens épidermiques, souvent conoïdes, de dimensions variées, développés à la surface de la peau, et formés par une substance analogue à celle de la corne ou des ongles. Les causes de cette affection en sont presque toujours congéniales et héréditaires. Cependant, on les a vues survenir à la suite d'une contusion, à la surface d'une plaie chronique irritée; elles sont SOLITAIRES ou MULTIPLES. Les premières se développent le plus ordinairement sur les parties de la peau pourvues de poils. Elles résultent toujours de l'affection d'un follicule : elles sont plus fréquentes chez les femmes que chez les hommes, et chez les vieillards que chez les adultes ; les secondes naissent sur toutes les parties de la peau, mais principalement sur celles des mains et des pieds.

Les productions CORNÉES SOLITAIRES sont en général implantées au milieu d'un kyste, qui les enveloppe en entier tant qu'elles sont peu développées. Dans l'origine, elles sont molles; mais leur consistance augmente, et elles deviennent dures et résistantes; elles ne pénètrent jamais au-delà de l'épaisseur de la peau, tandis qu'à l'extérieur on les voit acquérir jusqu'à cinq pouces de longueur sur six à sept de circonférence à leur base. Leur kyste est quelquefois le siège d'inflammations et d'ulcérations. En brûlant une portion de ces productions, il s'exhale une odeur entièrement semblable à celle de la corne.

Les productions cornées *multiplés* sont de la même nature que les précédentes. Béclard a déposé dans les cabinets de l'École de médecine de Paris les mains et les pieds d'une vieille femme, qui sont couverts de productions de ce genre, dont quelques unes ont dix pouces de longueur. Enfin, il existe une troisième espèce de ces productions : ce sont de petits appendices cornés, nombreux et saillans, blanchâtres ou noirs, un peu comparables aux dards du porcépic, et qu'on ne peut arracher sans provoquer de douleur ou un suintement sanguinolent.

## ICHTHYOSE.

On désigne sous ce nom un développement anormal de l'épiderme, dans lequel ce tissu forme, dans une étendue plus ou moins considérable, une couche grise épaisse, fendillée et irrégulière.

Cette affection est presque toujours congéniale et héréditaire ; on la voit rarement se développer accidentellement. Elle est générale ou partielle ; elle occupe toujours les endroits où la peau est plus épaisse et l'épiderme plus rude, comme autour des articulations, au genou, au coude, etc., excepté à la paume des mains et à la plante des pieds : elle donne au tissu un aspect terreux et une rudesse comparable à celle de la peau de chagrin. Quelquefois la peau en est complètement débarrassée pendant l'été, et on la voit se reproduire aux approches de l'automne. Elle n'altère en rien la santé des individus qui en sont atteints.

## DURILLONS.

On donne le nom de durillon à des épaississemens locaux de l'épiderme qui se forment dans les parties où s'exercent des pressions et des frottemens continuels ; on les observe principalement à la paume des mains, derrière le talons, au côté interne du gros orteil, à la partie intérieure de tous les autres, etc. Ils sont formés de couches épidermiques dépassant le niveau de la peau, sans jamais s'enfoncer dans son épaisseur comme les cors. Néanmoins, en acquérant de la dureté, ils gênent beaucoup. Dans la paume des mains, où ils prennent le nom de callosités, ils nuisent au tact qu'ils émoussent et rendent obtus ou nul ; comprimés par les chaussures, ils transmettent à la peau la compression qu'ils éprouvent, en développant de la douleur. Jamais les durillons ne deviennent douloureux par eux-mêmes . mais quelquefois la peau s'enflamme autour d'eux, elle s'ulcère et suppure. Cela s'observe surtout au talon.

# SYSTÈME ONGUICULÉ.

Cette substance cornée qui recouvre l'extrémité dorsale des doigts et des orteils, de même que l'épiderme et les poils, est le produit d'une sécrétion qui s'opère dans certaines parties du derme modifiées pour cet effet.

Comme eux ils sont condamnés à l'usure et à la destruction. Sans cette usure, l'ongle croîtrait indéfiniment et acquérrait un volume et une longueur énorme. J'en puis citer un exemple ayant eu lieu à l'Hôtel-Dieu de Lyon en 1822, chez une vieille femme qui était tellement gênée par le volume des ongles de ses orteils, qu'on fut obligé de les lui scier. C'est pour remédier à cet inconvénient que l'usage veut que l'on coupe habituellement les ongles à mesure que leur allongement leur fait dépasser la pulpe des doigts ou des orteils.

L'insensibilité complète de l'ongle, lorsqu'on le coupe ou qu'on le déchire, et l'absence de tout autre phénomène vital ne permet pas d'élever de doute sur son mode de formation et de croissance. Néanmoins il est susceptible de quelques altérations ; le tissu onguiculé ne semble destiné qu'à fournir à la pulpe des doigts et des orteils un soutien qui permette à l'une de se livrer plus complètement à ses opérations tactiles, et à l'autre de mieux coopérer à la marche.

## DÉVIATIONS DES ONGLES DES PIEDS,
### OU ONGLES RENTRÉS DANS LES CHAIRS.

Lorsque l'on porte des chaussures trop étroites, les orteils sont fortement comprimés ; les ongles qui recouvrent leurs extrémités, pressés d'un côté à l'autre et de haut en bas, se recourbent, se dévient, appuient fortement sur les parties molles auxquelles ils correspondent, et qui, pressées elles-mêmes d'un côté à l'autre, et refoulées de bas en haut, les débordent sur les côtés. Il résulte de là que le bord des ongles appuie sur les chairs qu'il devrait dépasser et protéger. Celles-ci, irritées, s'enflamment et se laissent couper par le bord tranchant qui les presse, et dès lors existe la première forme de maladie connue sous le nom d'ongle recourbé, ongle rentré dans les chairs. On n'observe en général cette affection qu'au gros orteil, probablement parce que les ongles des autres orteils sont moins épais et moins durs : elle affecte aussi de préférence son côté externe, ce que l'on peut attribuer à la pression que la chaussure exerce de dedans en dehors contre le gros orteil.

Elle commence toujours par le point de réunion du bord antérieur de l'ongle avec son bord latéral ; ce qui s'explique en observant que le bourrelet formé par les chairs gênant l'action des ciseaux lorsque l'on veut couper l'ongle, il arrive presque toujours que la personne s'arrête avant d'avoir retranché la totalité du bord antérieur de celui-ci, et surtout l'angle que forme ce bord par sa réunion avec le bord latéral correspondant ; d'où résulte que cet ongle, laissé intact, continue de s'accroître, et forme bientôt une pointe aiguë qui pique et entame les chairs, et donne en quelque sorte le signal de l'ulcération, qui s'étend bientôt le long du bord correspondant de l'ongle. On retrouve toujours cette pointe sur les ongles que l'on arrache. L'ongle, s'accroissant incessamment et dans une direction vicieuse, irrite de plus en plus les chairs, qui deviennent mollasses, fongueuses, et laissent échapper une supuration sanieuse et fétide. Dans quelques cas, des fongosités énormes naissent du fond de la plaie, s'étendent au périoste, et déterminent la carie ou la nécrose de l'orteil. On a vu aussi l'ulcère revêtir le caractère cancéreux : une douleur vive et qui rend la marche impossible ou très difficile, accompagne ordinairement l'irritation dès son début, et s'accroît avec elle.

## ONGLE INCARNÉ.

Cette affection a été long-temps confondue avec celle décrite ci-dessus, quoique cependant elle en diffère essentiellement.

Dans celle-ci il n'y a aucun changement de rapport entre les parties ; ce n'est pas non plus le long du bord de l'ongle que l'ulcération commence, c'est à sa base ; la mal siége uniquement dans la peau qui produit l'ongle; et l'altération de celui-ci, au lieu d'être la cause de celle des parties molles, en est la conséquence. C'est ordinairement à la suite du passage ou de la chute d'un corps grave sur le gros orteil que cette affection se développe. La personne éprouve d'abord en marchant une douleur qui augmente peu à peu ; la peau qui entoure et contient la base de l'ongle rougit et s'enflamme, ainsi que le fond des replis, qui reçoivent ses bords latéraux ; elle se détruit au bout de quelques semaines et fait place à une ulcération qui grandit rapidement; la forme de celle-ci est semi-lunaire comme le pourtour de l'ongle ; ses bords sont élevés et durs, son fond est d'un rouge

,olet et livide ; il fournit une suppuration abondante, sanieuse et très fétide. L'ongle, attaqué dans sa racine, se détruit et ne se présente bientôt plus que sous la forme de quelques pinceaux irréguliers, grisâtres et d'apparence fibreuse, qui pullulent du fond et des angles de la plaie ; alors celle-ci ne tend plus ni à s'accroître ni à guérir. Dans ce cas pathologique, les douleurs sont parfois très vives.

## DARTRES ÉPIDERMOIDES.

Ces dartres consistent dans de légères exfoliations du tissu épidermoïde, semblables à de la farine ou à du son, tantôt très adhérentes à la peau, tantôt s'en détachant avec facilité, disposées par petites plaques (visibles à la loupe) irrégulières ou en cercles, au centre desquelles la peau est saine. Quelquefois l'épiderme se détache sous forme de pellicules minces, et la peau se montre alors d'un rouge vif, immédiatement après la chute des lamelles épidermiques, car quelques heures après, elle se décolore entièrement et reprend son état normal. Dans ce cas, il y a parfois de la démangeaison. D'autrefois, l'exfoliation de l'épiderme se fait par écailles larges, sèches, qui tombent et se renouuvellent successivement. Enfin, dans d'autres cas encore, les *desquamations* sont dures, coriaces, blanchâtres ou tirant sur le vert. Ces irritations épidermoïques ont le plus ordinairement leur siége aux oreilles, aux mamelons, à l'anus, au périnée et à la partie supérieure et interne des cuisses. On l'a vu, mais rarement, s'étendre sur tout le corps. Arrivé à cette période, l'épiderme cesse bientôt d'être seul affecté, et là commence la désolante série des maladies de la peau, *étrangère au sujet traité dans cet opuscule.*

## SYSTÈME PILEUX.

Les poils se composent d'un bulbe, espèce de petit sac dans lequel chaque poil s'implante, situé dans l'épaisseur de la peau ou dans le tissu cellulaire sous-jacent, rempli dans son fond par une papille conique que la tige du poil emboîte, enfin recevant des vaisseaux et des nerfs du poil proprement dit, formé par des filamens réunis en un véritable tube, presque inorganique et de même nature que l'épiderme et les ongles, et d'une matière colorante occupant l'intérieur du poil. Le petit nombre de maladies dont les poils sont susceptibles ont leur origine dans le bulbe, car lui seul est susceptible d'irritation.

## PLIQUE.

On donne le nom de plique à une altération des cheveux, quelquefois des poils de la barbe et même de tout le système pileux, consis-
tant dans leur entortillement, leur aglomération en touffes, leur
agglutination au moyen d'un liquide gras, visqueux, exhalant une
odeur désagréable. Cette altération est plus connue en Pologne que
dans les autres contrées du Nord; on l'observe principalement dans
les endroits humides et marécageux; elle est le plus ordinairement produite par la malpropreté ou le défaut de soin de la che-
velure.

## ALOPÉCIE.

On désigne par ce nom la chute des cheveux. Les causes de l'alopécie sont les phlegmasies graves, les couches, les maladies chro-
niques, les affections morbides du derme chevelu, les douleurs de
tête habituel es, des chagrins vifs et prolongés, des travaux de cabi-
net, et la vieillesse.

Cette affection expose ceux qui en sont atteints à contracter des
coryzas ou rhumes de cerveau, la surdité, des rhumatismes nervoso-
cérébraux, des maux de dents, l'ophthalmie, la cataracte, et, dans
les pays chauds, l'érysipèle et les attaques d'apoplexie. L'alopécie
sénile est incurable.

Une foule de remèdes ont été préconisés comme spécifiques
contre les irritations décrites ci-dessus; *la liste des remèdes secrets
en est surtout effrayante*, car il n'est pas une famille qui n'en pos-
sède au moins une série. Un auteur justement célèbre a dit qu'on
pouvait juger de l'impuissance de l'art, dans une maladie, par le
grand nombre et la variété des moyens conseillés contre elle. Cette
vérité trouve sa confirmation dans la thérapeutique des affections de
l'épiderme.

Après avoir inutilement épuisé les panacées de l'empirisme, nous
entendons répéter chaque jour cette locution banale : « Les cors
sont des affections incurables. » Mais interrogez ces personnes
sur les traitemens qu'elles ont suivis, elles vous citeront alors
tout ce que la pharmacopée populaire a pu rassembler de plus igno-
ble en substances inutiles ou dangereuses. O vous! qui proclamez la
nullité des connaissances médicales...., vous êtes vous adressé à la
science? Avez-vous exécuté rationellement les sages conseils d'un
praticien spécial?.... Non, vous avez préféré les *remèdes dits de*

*famille ou d'amis.* Au surplus, cette fausse opinion répandue dans le monde, si favorable à l'empirisme, vient du délaissement ou plutôt du mépris dont l'ignorance voudrait entourer L'ART DU PÉDICURE, en le livrant à l'avide spéculation de charlatans dépourvus des moindres connaissances indispensables à l'exercice de cette portion de l'art de guérir. Rien n'est *médiocre en science*, et la spécialité, qui au premier coup d'œil semble la plus exiguë dans sa pratique, n'en a pas moins son utilité réelle et reconnue, et mérite, sous tous les rapports, de fixer l'attention d'hommes foulant aux pieds des préjugés nuisibles à l'humanité.

L'art du médecin pédicure ne s'acquiert que par un séjour prolongé dans les hôpitaux, où il forme son coup d'œil, son tact, observe les rapports sympathiques existant entre les maladies de l'appareil épidermoïde et la pathologie générale, en parcourant progressivement toutes les phases des études dont il a besoin pour enter une pratique rationelle sur une saine théorie.

Qui de nous (ancien aide-clinique) n'a pas vu d'amputations nécessitées par l'incurie des personnes exploitant la confiance publique sous le nom de pédicures; des lésions de tendons, de nerfs, d'artérioles, etc. etc.; des *carcinomes* se développant par l'application inopportune d'un caustique trop énergique, ou trop faible, ou trop souvent répété; d'autres fois par le titillement d'une *verrue* avec un corps acéré, ou à la suite d'un traitement irrationnel d'ongle rentré dans les chairs, ou incarné? Ces accidens sont plus fréquens qu'on ne le pense, surtout dans les hôpitaux des grandes villes.

Je le répète, les connaissances du chirurgien pédicure ne se bornent pas à l'extirpation mécanique d'un tubercule hypertrophié, mais de plus, au traitement des maladies du système *épidermoïdo--pilé-onguiculé*, à l'hygiène de l'épiderme. Les tissus extérieurs ne sont que trop souvent affectés par l'usage intempestif de cosmétiques énergiques qu'une multitude de dames emploient dans leur toilette, et auxquels elles doivent presque toujours les apparences d'une vieillesse prématurée. Combien ne voit-on pas de névralgies se manifester violemment à la tête des personnes employant ces pommades incendiaires, renommées dans la parfumerie pour la croissance des cheveux! Ah! comment la raison ne vient-elle pas éclairer l'homme avant qu'il ne soit victime d'une confiance accordée si légèrement à d'avides spéculateurs, n'ayant ordinairement aucune notion de chimie, ni de l'art de guérir!...

Cherchant tous les moyens possibles de diminuer les souffrances de mes semblables, je m'estimerais heureux si, par mes conseils età l'aide d'une méthode rationelle, j'avais atteint ce but, seul espoir de mes longs travaux.

RÉFLEXIONS *de M. le professeur* LISFRANC, *sur l'importance de* L'ART *du chirurgien pédicure*. ( CLINIQUE *de la* PITIÉ, *octobre* 1833).

« Les cors, les oignons, les verrues sont des maladies qui ne doi-
» vent pas être abandonnées aux soi-disant pédicures étrangers à l'art
» de guérir; souvent c'est parce qu'on ignore ce qu'il convient
» de faire pour soulager les malades, qu'on les renvoie à ces
» personnes.

« Il n'est aucune maladie, quelle qu'elle soit, que le chirurgien
» doive dédaigner; d'ailleurs, ces cors, ces verrues, qu'on semble
» mépriser, peuvent, plus souvent qu'on ne pense, nécessiter des
» opérations chirurgicales, telles que l'ablation des orteils, la résec-
» tion de portions du pied plus ou moins considérables, ou même le
» sacrifice du membre entier. Il n'est pas sans exemple de les voir
» donner lieu, par l'irritation constante qu'ils causent aux parties sur
» lesquelles ils siégent, à un érisypèle, à un phlegmon; et, chez des
» sujets cacochymes et mal disposés, la gastro-entérite peut se
» déclarer, la mort survenir, et sa cause déterminante aura été un
» cor. Quel que soit le lieu où il se développe, le cor gêne toujours
» la progression; dans les temps secs, lorsqu'il est récent et peu dé-
» veloppé, la douleur est supportable; mais elle augmente de beau-
» coup dès que l'atmosphère se charge d'humidité, et parfois elle
» devient intolérable. Lorsqu'un cor est récent, on l'attendrit à
» l'aide d'un pédiluve d'eau simple, puis, avec l'ongle, on l'arrache
» ou on le coupe; mais s'il existe déjà depuis long-temps, et s'il a
» pénétré dans les tissus, il faut alors une main bien exercée pour
» l'enlever rationellement.»

Les matières composant cet opuscule ne m'ayant point permis d'insérer les faits dans l'ordre commandé par la pagination, je réclame l'indulgence du lecteur pour le décousu résultant de cette circonstance.

**Les personnes munies d'un certificat d'indigence seront traitées gratuitement.**

## COSMÉTIQUE SUISSE, ANTIHYPERTROPHIQUE,

POUR LA DISPARUTION COMPLÈTE DES IRRITATIONS DE L'ÉPIDERME,
TELS QUE CORS, ETC.

On prendra le soir, après s'être mis au lit (*durant la nuit seulement*), environ le volume d'un gros pois dudit Cosmétique, qu'on appliquera sur un morceau de peau flexible, et auquel on fera un trou, de manière à ce que le Cosmétique ne dépasse point la largeur du *cor, verrue, durillon*, etc., après quoi on coupera le sommet du cor, et on fixera l'appareil par un petit linge pour qu'il ne varie pas. « Quelques applications suffisent ordinairement à la guérison pour » les personnes qui ne voudraient point être opérées.»

Prix : 2 fr. la boîte, et 1 fr. 25 c. la demi boîte.

## VÉRITABLE EAU DE CONSTANTINE.

INDISPENSABLE à la toilette des DAMES, effaçant les DARTRES épidermiques, BOUTONS, ROUGEURS de la FACE et des YEUX, les ENGELURES, GERÇURES des LÈVRES ou des SEINS; utile à la conservation des DENTS. même de celles qui sont cariées, raffermit les GENCIVES, détruit la FÉTIDITÉ de L'HALEINE, et donne à la BOUCHE une fraîcheur agréable.

POUR L'USAGE, on met une petite cuillerée à café de l'eau de Constantine dans quatre cuillerées d'eau de fontaine ; on fait des lotions avec une éponge fine, en évitant de frictionner trop fortement la peau préalablement irritée.

POUR les rougeurs des YEUX ou des paupières, on substituera à l'éponge un linge en fil, en renouvelant les lotions dix ou douze fois dans la journée.

POUR les DENTS, on en met cinq à six gouttes sur environ deux ou trois cuillerées à bouche d'eau de fontaine, et l'on nettoiera les dents avec une brosse à éponge très fine.

UN morceau de coton, imprégné de cette eau pure, calme à l'instant les DOULEURS dentaires les plus AIGUES.

POUR les ENGELURES ulcérées ou non, on mettra une partie d'eau cosmétique sur deux parties d'huile de laurier ; on frictionnera ma-

tin et soir, très légèrement, avec le bout du doigt imprégné du mélange, les parties de la peau atteintes de ces irritations.

Pour les CHEVEUX , on doit laver et nettoyer la tête, la veille, avec
de l'eau de savon et un jus de citron ; le lendemain matin, on mé-
langera partie égale d'eau de Constantine et d'huile de Cajeput. On
battra ce mélange environ un quart d'heure et on le mettra dans un
récipient hermétiquement bouché, après quoi on prend du cosmétique, la valeur de deux cuillerées à café , et l'on s'en frotte la TÊTE
avec soin. On fait ces frictions matin et soir ; un mois ou deux suffisent pour faire RECROÎTRE, ÉPAISSIR les CHEVEUX , et arrêter leur
DÉCOLORATION.

Ces cosmétiques, préparés par mes soins, étant ma propriété et
le résultat de mes expériences pratiques de plusieurs années, je DÉ-
CLARE les livrer à la confiance publique sous ma GARANTIE.

Prix : 2 fr. le grand flacon et 1 fr. 25 c. le demi flacon.


**M. Laurent, arrive en notre ville pour quel-
ques temps, se rendra chez les personnes qui le
feront demander.**

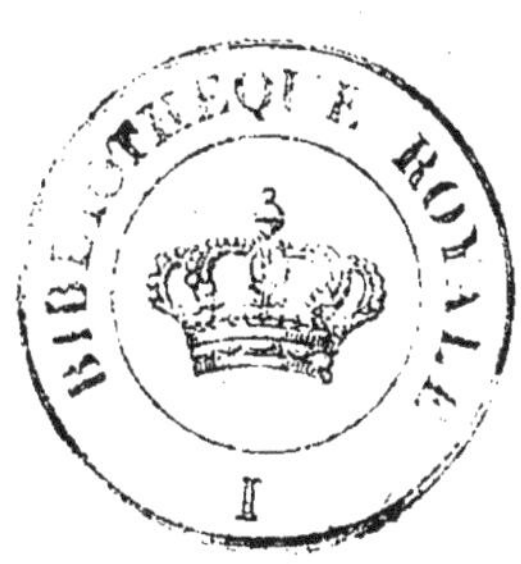

Imprimerie Lange Levy et Comp°, rue du Croissant, 16.

www.ingramcontent.com/pod-product-compliance
Ingram Content Group UK Ltd.
Pitfield, Milton Keynes, MK11 3LW, UK
UKHW020152080726
13614UKWH00006B/2533